AF305855

CONSIDÉRATIONS

SUR

L'AVENIR SCIENTIFIQUE DU XIXme SIÈCLE.

PREMIÈRE LEÇON

DU COURS DE PATHOLOGIE EXTERNE DE 1856 ;

PAR

L. BOYER,

PROFESSEUR A LA FACULTÉ DE MÉDECINE DE MONTPELLIER

MONTPELLIER,

IMPRIMERIE DE RICARD FRÈRES, PLAN D'ENCIVADE, 3.

—

1857.

CONSIDÉRATIONS

SUR

L'AVENIR SCIENTIFIQUE DU XIXme SIÈCLE.

« Le progrès en tout genre doit avoir pour résultat de rendre les hommes plus heureux, en les rendant plus sages et meilleurs.
» HIPPOCRATE. »

Plusieurs penseurs éminents affirment les propositions suivantes : le progrès, disent-ils, borné presque entièrement aujourd'hui aux sciences physiques et à l'industrie que nous cultivons avec une ardeur peut-être trop exclusive, s'étendra bientôt à toutes les branches des connaissances humaines ; celles-ci prendront un essor rapide et inattendu. Ce travail réagira sur la physique et l'industrie ; ces dernières en recevront une impulsion vigoureuse et s'élanceront dans des régions plus élevées qu'elles n'ont point abordées jusqu'ici. Nous préparerons ainsi l'avènement d'un grand siècle. Ces pensées, pleines d'encouragement et de douces espérances, ont souvent traversé notre esprit; nous les avons accueillies avec faveur, nous les avons répandues avec amour. Mais il ne suffit pas de croire, il faut démontrer; il ne suffit pas de démontrer, il faut chercher les moyens de réaliser un projet bien grand par lui-même et d'une utilité supérieure par ses résultats magnifiques.

Ce sujet, intéressant pour tous, offre pour vous une importance spéciale: vous êtes jeunes, vous êtes Français, vous étudiez la médecine. Votre âge est celui du progrès; notre pays en a toujours été l'un des principaux instruments; notre science, qui s'occupe de l'homme, est une de celles qui doit lui fournir les plus précieux secours.

Les difficultés de cette question ne le cèdent en rien à son importance; elle se rattache à une foule de mystérieux problèmes, tels que la détermination de l'étendue et des limites de notre intelligence, de nos destinées futures. On ne peut se défendre d'un sentiment d'effroi, d'une défiance légitime, lorsque l'on jette les yeux sur la route qu'on doit parcourir, sur les écueils que l'on va rencontrer et que tant de naufrages ont rendus célèbres. Cependant le problème est susceptible d'une solution rigoureuse, appuyée sur la raison, sur l'expérience, sur des faits historiques : l'évolution de l'esprit humain est soumise à des conditions, à des lois que nous pouvons constater; l'histoire est assez riche aujourd'hui pour nous les enseigner. Si nous ne les connaissons que d'une manière imparfaite, c'est que, pour les découvrir, nous n'avons pas fait usage d'une méthode simple, exacte, directe, qui se présente naturellement à l'esprit. Nous possédons quelques études partielles, nous n'avons pas de traité *ex professo* sur le progrès.

Deux doctrines opposées sont en présence relativement

aux progrès de l'humanité et à la valeur réelle de notre siècle : les uns admettent un progrès circulaire et fatal; ils limitent d'une manière étrange les facultés de l'homme; ils pensent que notre civilisation, qui se développe avec trop d'exubérance et nous porte vers tous les excès de l'industrie matérielle, est le signe et le point de départ d'une décadence inévitable. D'autres admettent un progrès en ligne droite et indéfini : pour eux, les siècles futurs seront des géants qui étonneront le Monde par des découvertes incomparables. Entre ces deux systèmes, défendus par des hommes également distingués, où se trouve la vérité? Tiennent-ils un compte exact de la nature réelle de l'homme? Existe-t-il une opinion moyenne qui concilie tous les faits? sur quelle base solide peut-on l'établir? Voilà ce que nous devons soumettre à votre examen. Cette opinion moyenne peut se formuler ainsi : le progrès humain en tout genre n'est ni limité comme l'entendent les uns, ni infini comme le soutiennent les autres; il est indéfini, c'est-à-dire que ses limites se reculent à mesure que l'on croit les avoir atteintes. Déterminer les limites de l'esprit humain est une prétention étrange et malheureuse, a dit avec raison J. de Maistre.

« Les nations sont-elles soumises comme des individus à des révolutions successives de naissance et d'accroissement, de dégradation et de mort, ou doivent-elles être éternelles comme l'espèce, et marcher vers un état progressif de perfectionnement indestructible? Telle est la question sublime et effrayante que la société actuelle est appelée à décider par sa propre expérience. Arrivée à l'apogée connue de la civilisation, doit-elle en descendre ou se porter plus en avant? Appuyé sur l'expérience du passé ; libre des terreurs que donne quelquefois la vue superficielle de désordres passagers, source d'améliorations définitives ; fort de l'idée que la sagesse et la bonté souveraines qui ont créé l'homme l'ont pourvu de tous les moyens de perfectionnement, je penche à adopter l'opinion la plus propre à honorer la divinité, la plus en rapport avec notre dignité, la plus douce à nos cœurs. L'homme est fait pour la vérité et la justice ; dès qu'il sera arrivé à elles, le but de son existence et de l'univers entier sera rempli : alors seulement ces besoins sublimes que Dieu mit dans sa constitution morale, et qui sont bien supérieurs aux besoins instinctifs des animaux, bornés à l'entretien de quelques formes matérielles passagères ; ces besoins, dis-je, seront enfin satisfaits, et le chef-d'œuvre de la création sera justifié. Le scepticisme n'est donc qu'un système transitoire pour arriver à la vérité. Tout état incertain dans la philosophie, la morale et la religion, comme dans la société politique, présage et assure un état fixe et définitif. » (Fr. Bérard. Rapports du physique et du moral. Introduction.)

Nous partageons ces opinions émises il y a plus de trente ans par un des Professeurs les plus distingués de notre École ; nous tâcherons de les démontrer.

Quand on veut avancer rapidement et sûrement dans la voie du véritable progrès, il faut le connaître, l'aimer, le vouloir. D'après sa nature même, nous l'aimerions, nous le voudrions si nous le connaissions bien, car il servirait tous nos intérêts. Il ne s'agit que de le comprendre et de vulgariser cette connaissance si rare même parmi nous.

Pour qu'une époque marche, il est indispensable qu'elle se dise à elle-même ses vérités, sans humilité comme sans orgueil ; qu'elle s'avoue ses qualités et ses défauts ; elle aura alors du courage ; elle n'aura pas de vaines illusions.

Nos espérances sont légitimes ; si nous les exagérons, nous ne les réaliserons pas.

En quelques points nous avons une grande supériorité sur les siècles qui nous ont précédés ; dans plusieurs autres, nous leur sommes évidemment inférieurs, parce que nous les avons négligés. Perfectionner ce que nous possédons, acquérir ce qui nous manque, tel est le but vers lequel nous devons marcher avec l'énergie qui nous caractérise. Nous avons pour cela d'immenses ressources ; sachons en profiter.

On ne doit se rendre coupable d'adulation ni envers les siècles, ni envers les hommes. Quand une époque se dit je suis grande en tout, elle s'expose à devenir petite sur bien des points ; la flatterie rend vain et stérile. Si elle se répète sans cesse je suis faible et médiocre, elle sent éteindre sa vigueur et s'écrase sous le poids de son impuissance ; il faut qu'elle crie sans relâche : je suis forte, car voilà ce que j'ai fait ; soyons actifs et ne nous relâchons pas un instant, car voilà ce qui nous reste à faire : voici la route que nous devons suivre pour y parvenir.

Notre tâche est immense dans toutes les carrières scientifiques. Possesseurs de matériaux sans nombre, nous n'en profitons pas assez, parce qu'ils ne sont pas bien connus, bien classés, bien enchaînés. Nous sommes encore pauvres au milieu de nos richesses, parce que beaucoup de trésors restent enfouis et ne peuvent pas nous servir. Exhumons-les. Cela est surtout vrai pour quelques sciences en particulier : la médecine est de ce nombre. C'est un vaste corps dont tous les membres existent épars et séparés. Mais le corps entier n'est guère qu'ébauché. L'édifice médical a été élevé tantôt par de véritables architectes, tantôt par des ouvriers intelligents, mais qui ont voulu se donner une mission supérieure à leurs forces. A côté d'Hippocrate, de Galien, des médecins du premier ordre, plusieurs autres auxquels nous accordons trop de confiance ne sont que d'excellents ouvriers; nous les avons pris pour des maîtres ; ils nous ont donné du cuivre et de l'argent que nous avons accepté pour de l'or.

L'œuvre qu'ils nous ont léguée est donc à reprendre. Mais où sera l'Architecte? Nous le trouverons dans le principe d'association tel que l'ont conçu les Écoles antiques, spécialement l'École de Cos; tel surtout que nous l'a montré le christianisme, type et modèle admirable, divin, que nous devons étudier, comprendre et imiter (1).

On sera peut-être disposé à contester cette proposition ; nous sommes inférieurs, sur plusieurs points, aux siècles qui nous ont précédés : cela est pourtant rigoureusement vrai; on peut même ajouter que ces points ont une extrême importance ; que cette infériorité que l'on commence à apercevoir ralentit tous nos progrès, et en tarira presque la source même dans les sciences physiques, tant

---

(1) L'esprit du christianisme a fait le monde moderne tout entier dans le présent et le passé; l'avenir est là : c'est ce qu'ont démontré tous les grands penseurs, c'est ce que prouve l'histoire approfondie de toute science, de toute civilisation. Cette étude n'est point seulement de la théologie : c'est de la science, de la science la plus positive. Les peuples chrétiens, a dit de Maistre (Soirées de St-Pétersbourg), ont eu seuls des sciences physiques, de l'industrie, de la civilisation. C'est un fait incontestable : or. tout fait a une cause. Cela vaut la peine d'y réfléchir.

qu'on n'y appliquera pas un remède efficace. Si nous avons beaucoup appris, nous avons aussi beaucoup oublié : nos erreurs à cet égard tiennent aux vices de notre éducation première : celle-ci nous entretient dans des préjugés funestes dont nous avons beaucoup de peine à saisir les traces, parce que nous avons toujours vécu avec eux. Celui qui sort d'un cachot obscur où il a été long-temps renfermé est ébloui par une lumière vive, et voit mal des objets trop bien éclairés. On connaît l'histoire de ce malheureux qui, délivré, après trente ans, d'un cachot méphitique, devint malade en respirant un air plus sain et plus pur.

Notre infériorité dans les sciences morales et métaphysiques est un fait incontestable et incontesté : avons-nous des Platon, des Aristote, des Descartes, des Leibnitz, etc.? savons-nous comprendre les parties élevées de leurs doctrines? En admettant même que ces grands hommes trouvent en ce moment de dignes successeurs, de fidèles interprètes, se donne-t-on la peine de les écouter? Accueillies avec défiance, leurs grandes idées sont examinées avec peu d'attention et reçues avec défaveur; elles ne pénètrent point dans les masses et ne se répandent pas. Ceux qui les défendent avec un talent supérieur sont regardés comme des esprits habiles, mais aventureux et amis du paradoxe. On leur accorde une stérile admiration plutôt qu'une heureuse confiance : on les vante, on ne les croit pas. Bien des hommes, même avec une haute intelligence, s'attachent de préférence aux sciences vulgaires, et aux parties vulgaires de toutes les sciences, parce que la chose dont nous sommes le plus avares c'est notre attention. En tout genre, nous aimons les plaisirs faciles : cela s'observe surtout pour les plaisirs de l'esprit. Les auditeurs et les lecteurs réagissent vivement sur les auteurs : on préfère ce qui coûte peu et rapporte beaucoup. Un profond philosophe est moins goûté qu'un agréable sophiste; aussi l'on ne prend guère la peine de devenir vraiment philosophe; les médecins s'attachent à la science courante; le public ne les sonde pas. Béranger a eu le bon esprit de mettre ses odes en chansons : il a connu son siècle, et s'est placé à la portée de tous. S'il a propagé des erreurs, si sa philosophie se ressent d'une teinte épicurienne et reflète le caractère de son époque, il célèbre aussi de beaux sentiments qu'il a trouvés en lui-même, inspire l'amour de nos gloires nationales, et rappelle bien des vérités méconnues. Beaucoup de philosophes en titre méritent ce nom moins que lui.

Celui qui veut saisir la vérité doit la voir toute nue : il apprécie alors la grâce et la vigueur de ses formes; mais il est bien des vérités qu'on ne peut montrer ainsi et qui réclament des ornements ou des voiles. Il faut les couvrir d'un manteau : s'il est éclatant, l'on est frappé de sa couleur ou de sa finesse, et l'on ne va pas plus loin. « Le Christ lui-
» même, qui connaissait l'homme puisqu'il l'a fait, dit un
» philosophe allemand, a couvert beaucoup de vérités
» sous des symboles pour les accommoder à notre fai
» blesse. Aussi les livres saints sont-ils une mine féconde
» où chacun peut puiser les plus utiles enseignements,
» pourvu qu'il ne leur demande pas ce qui dépasse la
» portée de son esprit. L'évangile s'explique de plus en
» en plus, à mesure que le monde et l'humanité marchent.
» Nous n'avons pas la prétention de faire ici de la théo
» logie, ni de nous enfoncer dans l'étude des mystères ;
» mais nous pouvons affirmer que les vérités évangéliques

» les plus simples ont souvent une haute portée scien-
» tifique, qui se déroule avec autant d'évidence que
» de facilité, quand on suit les développements simples et
» profonds qu'en ont donnés les grands théologiens. Quand
» on est familiarisé avec la langue de St Thomas, on est
» étonné de voir combien la philosophie du grand docteur
» est élevée, facile et *moderne* : sur beaucoup de points,
» il est plus *récent* que nous. Il explique bien des mys-
» tères scientifiques et historiques dont l'interprétation
» nous échappe parce que nous la cherchons là où elle
» ne saurait être : il y a dans ses œuvres plus d'avenir
» que de passé.

» Revenons un peu sur la terre, et voyons ce qu'ont
» fait plusieurs philosophes : ils ont pris pour devise

> » *Vitam impendere vero;*
> » Dépenser sa vie pour la vérité :

» ils ont ajouté :
» *Barbarus hic ego sum quia non intelligor illis;* je serai
» rejeté comme un barbare, parce qu'on ne me com-
» prendra pas. Ils ont très-bien vu qu'en dépensant leur
» vie pour chercher la vérité, ils y seraient pendant long-
» temps pour leurs frais. Mais une vérité trouvée, même
» au milieu d'erreurs qui la masquent, ne se perd plus :
» elle germe dans l'humanité, éclate avec impétuosité
» quand elle est suffisamment mûrie, et renverse tous les
» obstacles. Il en est des vérités propagées par les hommes,
» comme du christianisme qui vient directement de plus
» haut. Le christianisme a bravé les persécutions physi-
» ques, moins dangereuses que les sophismes; il a triomphé:
» toute vérité triomphera aussi, même des sophismes et
» des préjugés qui nous portent à croire qu'une vérité

» peut être nuisible. Cela est exact, seulement lorsque
» cette vérité n'est pas bien vraie, qu'elle est mal com-
» prise, mal appliquée, ou que le monde n'est pas assez
» mûr pour la recevoir. »

Nous avons reproduit ce morceau tout entier, quoiqu'il
soit un peu long, pour montrer la tendance générale des
esprits ; nous pourrions multiplier des citations du même
genre en les empruntant à de nombreux auteurs français
et étrangers. On revient de tous côtés vers le passé,
« car il est gros de l'avenir » (Leibnitz). Pendant long-
temps, bien des gens ont voulu ne croire qu'à leur incrédulité, à leur scepticisme universel. Cela peut être
quelquefois commode, mais cela n'est ni vrai, ni naturel,
ni utile. Affirmer quand on le peut, douter quand on le
doit, nier quand il le faut, tel est le devoir de la véritable philosophie. Heureusement l'homme peut affirmer,
sans hésiter, toutes les grandes vérités religieuses, morales et scientifiques : « ces vérités se soutiennent mu-
tuellement au lieu de se combattre entre elles. » (Men-
dilsshon, ouvr. cit. plus bas.)

Le physicien, le médecin, le philosophe, quand ils
s'élèvent un peu haut, sont nécessairement religieux.
Hippocrate, quoique païen, l'était beaucoup, ainsi que
Platon : cela ne l'empêchait pas d'être un médecin du
premier ordre, ou plutôt il était nécessairement philosophe
religieux, parce qu'il voyait la vérité de toute la hauteur
de son génie. « *Scientia leviùs exhausta ducit ad increduli-*
tatem ; altiùs exhausta ducit ad fidem (Bacon) ; » une science
superficielle conduit à l'incrédulité ; la science profonde
conduit à la foi. Cette opinion est celle de Képler, Galilée,
Descartes, Leibnitz, Newton, Euler, etc. Ces grands
hommes affirment même qu'elle les a soutenus et guidés

dans leurs découvertes. Si c'est une erreur, comme le soutiennent bien des gens, on peut se consoler en l'adoptant, et braver les sarcasmes de ceux qui croient avoir plus de sens et plus d'esprit que les plus grands génies de tous les temps. Heureusement cette prétendue erreur fait de grands progrès; les hommes les plus éminents du XVIIme siècle finiront par avoir pour eux la raison et la majorité. Les sophismes peuvent séduire, ébranler et régner quelque temps, mais la vérité reprend ses droits; elle est immortelle: *ego non pertransibo*; les temps passeront, elle ne passera pas.

Lisez à ce sujet les profondes et piquantes réflexions de Mme de Staël. « On a vu naître et s'accroître depuis près de cent ans, en Europe, une sorte de *scepticisme moqueur* dont la base est la philosophie qui attribue toutes nos idées à nos sensations. Le premier principe de cette philosophie est de ne croire que ce qui peut être prouvé comme un fait (1), ou comme un calcul: à ce principe se

---

(1) Toutes nos croyances s'appuient sur des faits; mais il n'y a pas seulement des faits physiques vérifiés par chacun de nous; il y a aussi des faits psychologiques, moraux, historiques, etc. Je crois à l'existence de St-Pétersbourg que je n'ai jamais vu; à celle d'Alexandre qu'aucun de nous ne peut vérifier de ses yeux; à ma pensée que je ne vois pas, etc. De ma pensée je conclus à l'existence substantielle de mon âme, avec ses attributs spirituels. Cette dernière conclusion exige un travail plus compliqué, mais dont les résultats sont aussi certains. Tout le monde ne le voit point, comme tout le monde ne comprend pas le théorème de Taylor et ne voit pas avec un microscope. Pour être micrographe, il faut avoir long-temps pratiqué la micrographie; il faut savoir disposer, fixer, éclairer les objets: il serait étrange qu'on pût voir avec son esprit, sans l'avoir exercé, tandis que l'on ne peut bien voir avec ses yeux qu'après de longues études pratiques: on devient philosophe, comme micrographe, avec du travail et de bons instruments.

joignent le dédain pour les sentiments qu'on appelle *exaltés* (parce qu'ils sont élevés) et l'attachement aux jouissances matérielles. Ces trois points de la doctrine renferment tous les genres d'ironie dont la religion, la sensibilité et la morale peuvent être l'objet. » (On peut y joindre la science, qui veut s'élever des faits qui en forment la base, pour devenir une pyramide, comme le veut Bacon.)

« Bayle a fourni l'arsenal; Voltaire a donné du piquant aux arguments qu'il lui a empruntés, et l'on a fini par croire qu'il faut mettre au nombre des rêveries tout ce qui n'est pas aussi évident qu'une expérience physique. (Même pour bien expérimenter en physique, il faut savoir ce qu'on cherche, et apprendre à déduire d'une expérience tout ce qu'elle contient, et pas autre chose : or, pour cela, il faut apprendre à chercher et à raisonner; la raison exige une culture comme les sens.) Il est adroit de faire passer l'*incapacité d'attention pour une raison supérieure* : en conséquence, on tourne en ridicule les plus grandes pensées s'il faut *réfléchir* pour les comprendre, ou s'interroger au fond du cœur pour *les sentir*. Un grand nombre de lecteurs, convaincus que l'ignorance et la paresse sont les attributs d'un gentilhomme, en fait d'esprit (bien des gens se passent cette douceur sans être gentilshommes), veulent lire sans peine, comme un article de journal, les écrits qui ont pour objet l'*homme* et la nature. »

« La philosophie des sensations est une des principales causes de cette frivolité. Le jour où l'on a dit qu'il n'existait pas de mystères dans ce monde (il n'en manque pas, même en physique et plus encore en médecine), ou du moins qu'il ne fallait pas s'en occuper; que toutes les idées viennent par les yeux et par les oreilles, les individus qui jouissent de tous leurs sens se sont cru les seuls philosophes : ayez assez d'idées pour gagner de l'argent si vous êtes pauvre, pour le dépenser si vous êtes riche, vous posséderez la seule philosophie raisonnable ; tout le reste n'est que rêverie. »

« Si l'on admettait, au contraire, que la vérité ne peut être saisie qu'à l'aide d'une *méditation profonde*, la direction entière des esprits serait changée. *On ne rejetterait pas avec dédain les plus hautes pensées, parce qu'elles exigent une attention réfléchie ; mais ce qu'on trouverait insupportable, c'est le superficiel et le commun, car le vide est, à la longue, singulièrement lourd.* » (Mme de Staël, de l'Allemagne, 3e partie, chap. IV, du persifflage introduit par un certain genre de philosophie. OEuvres complètes, t. III, p. 358.)

Nous sommes manifestement inférieurs aux grands siècles, au point de vue des sciences morales et métaphysiques, parce qu'elles sont moins bien cultivées et moins généralement répandues. Ce point établi, l'on objectera qu'elles sont moins utiles, moins certaines que les sciences physiques. C'est une erreur d'autant plus dangereuse qu'elle est acceptée presque partout comme un axiome, et que l'opinion contraire est regardée comme un paradoxe. Nous y reviendrons une autre fois avec plus de détails, car c'est une question de vie ou de mort pour notre avenir. Bornons-nous aux réflexions suivantes :

1° L'importance et la certitude des sciences morales et métaphysiques est soutenue unanimement par tous les génies du premier ordre ; elle est contestée par bien des esprits du deuxième ordre qui l'admettent cependant implicitement; elle est niée par un beaucoup plus grand nombre d'esprits ordinaires, qui attaquent ces sciences par habitude, sans réflexion et sans les connaître. La vérité est méconnue par eux, non point parce qu'elle est au-dessus de leur intelligence, mais parce qu'elle exigerait des études difficiles auxquelles ils ne veulent pas se livrer; ils aiment mieux nier leur utilité que de s'en convaincre par des recherches longues et pénibles.

2° Les mathématiques appartiennent aux sciences métaphysiques : ceux même qui les ignorent avouent sur parole leur certitude et leur utilité. Pourquoi, dit un mathématicien philosophe, ne leur conteste-t-on point ces avantages? c'est qu'on n'a aucun intérêt à le faire, et qu'on serait ridicule si on l'essayait ; on contesterait ou l'on dénaturerait dans le monde un théorème de mathématiques, comme l'on attaque ou l'on altère une vérité morale ou religieuse, si la passion venait à s'en mêler ou qu'elle y trouvât quelque avantage.

3° L'histoire prouve que tout progrès dans les sciences physiques et l'industrie est précédé d'un progrès correspondant en morale et en métaphysique, et y trouve sa cause et son point d'appui. Une société ne marche que lorsqu'elle est bien assise; elle n'est constituée solidement que lorsque les sciences morales et religieuses sont convenablement développées, répandues, vulgarisées, pratiquées. Les sciences elles-mêmes sont d'autant plus fécondes que leurs bases sont mieux arrêtées : or, ces bases reposent non-seulement sur l'observation, mais aussi sur la logique, la méthode, la philosophie, la religion , c'est-à-dire sur les sciences métaphysiques dont la théologie forme le sommet.

Les sciences physiques attendent aujourd'hui , pour prendre un nouvel essor , un progrès dans les sciences métaphysiques, analogue à celui que le calcul infinitésimal a imprimé aux mathématiques. Ce progrès se fera quand on le cherchera sérieusement.

Faire reposer toutes les sciences exclusivement sur la physique, c'est, jusqu'à un certain point, placer une pyramide sur sa pointe. Cette proposition eût été regardée, il y a vingt ans, comme un paradoxe insoutenable ; on la prendra aujourd'hui pour un ingénieux sophisme que l'on peut environner de raisons spécieuses. Cela est pourtant vrai et décisif pour les progrès ultérieurs des sciences physiques : il leur faut, ne nous lassons pas de le répéter, pour hâter le pas, les secours de cette métaphysique profonde qui leur a donné une nouvelle vie au XVIIe siècle. Nous ne saurions trop insister sur ce point, en rappelant que cette opinion est celle de tous les physiciens qui ont vraiment compris le génie de la physique, et qui en ont été ainsi les fondateurs et les législateurs. La médecine surtout a besoin de le savoir ; elle commence à peine à le soupçonner de nouveau, parce que nous avons oublié ce que sont les sciences métaphysiques, et ce qu'elles peuvent faire.

Les autorités les plus compétentes ne nous manqueraient pas ; à celles qu'ont citées Mendelsshon (« Les sciences philosophiques sont-elles susceptibles d'une évidence pareille à celle des sciences philosophiques ? »), de Maistre (Soirées de St-Pétersbourg, examen de Bacon, etc.), Bordas-Demoulin (Du cartésianisme),

Buchez (Introduction à l'étude des sciences médicales, cours de philosophie, philosophie de l'histoire, etc.), de Gérando (Histoire comparée des systèmes de philosophie), Jouffroy, Royer-Collard, Cuvier (Histoire des sciences naturelles), etc., nous pourrions joindre les témoignages de Descartes, Leibnitz, Newton, Euler, etc. Il est étonnant que l'on n'accepte pas encore cette grande pensée qui s'appuie sur l'opinion des hommes les plus illustres, sur l'histoire tout entière, et sur les raisons les plus évidentes. Nous ne parlons point des grands théologiens, de ces esprits supérieurs qui ont répandu tant de bienfaits sur l'humanité; on ne leur donnera raison que lorsqu'on les aura lus et compris : la philosophie est en route; quand elle sera arrivée, l'on verra de quel côté est la vérité : disons à une certaine philosophie, « avant de frapper, écoute. » (Gratry.)

On a cru trouver des preuves irrécusables de nos progrès futurs dans ces progrès mêmes et dans la rapidité de leur marche : là-dessus reposent, dit-on, les espérances certaines de l'humanité.

Méconnaître les progrès qui se sont accomplis jusqu'ici d'une manière continue et qui sont un gage assuré de leur continuité future, est, comme le remarque le philosophe Franck, une chose aussi impossible que de nier l'histoire et ses enseignements éternels. Comment faire, en effet, un seul pas dans l'histoire, pourvu qu'on y embrasse tout le genre humain, sans y rencontrer une conquête de l'une ou l'autre de nos facultés, de l'un ou de l'autre des différents principes dont le développement commun a reçu le nom de civilisation! Qui oserait soutenir, par exemple, que les sciences mathématiques et physiques, la géométrie, l'astronomie, l'histoire naturelle, toutes les connaissances, enfin, qui ont pour objet le monde extérieur, n'ont rien gagné depuis Thalès et Pythagore, ou seulement depuis la renaissance des lettres au XVIe siècle jusqu'à nos jours? Qui pourrait fermer les yeux à la lumière éclatante que l'observation et le calcul viennent répandre chaque jour, tant sur les parties les plus imperceptibles que sur l'ensemble de l'univers, ou sur les deux infinis dont parle Pascal? Ce n'est pas, non plus, l'érudition pure, comprenant dans son sein la philologie, l'archéologie, l'histoire proprement dite, qu'on peut accuser d'immobilité. Les découvertes obtenues depuis un siècle seulement par les travaux de cet ordre, les monuments précieux arrachés à la poussière, les antiques symboles dépouillés de leurs voiles, les langues retrouvées après des siècles d'oubli, ont de quoi enorgueillir l'intelligence et étonner l'imagination. Est-ce à l'industrie qu'on voudra contester le chemin qu'elle a fait, les merveilles qu'elle a produites coup sur coup, le temps et la dignité qu'elle ajoute à la vie humaine, par la suppression des distances, la rapidité de ses œuvres et la substitution, dans les travaux matériels, du service des éléments à celui de nos bras? La somme du bien-être, quoi qu'on ait dit, s'est accrue avec ces résultats; la richesse est mieux et plus divisée, la misère perd tous les jours de son empire en même temps qu'elle diminue d'intensité.

Au progrès matériel, industriel et scientifique, nous sommes obligés d'ajouter le progrès social, c'est-à-dire le perfectionnement des institutions, des lois, des mœurs et des relations sur lesquelles repose la société humaine. Ce n'est plus la force qui gouverne le monde, mais l'intelligence, et quelque chose de plus élevé encore que l'intelligence, la justice et l'humanité. La guerre n'est plus la dernière raison des nations et des rois. Par le développement de l'industrie, du commerce et des sciences, les vieilles animosités, les rivalités tradition-nelles tendent à s'effacer de peuple à peuple, pour céder la place à des relations plus utiles et plus douces. Déjà l'Europe ne forme presque plus qu'une vaste fédération. L'esclavage a disparu de tous les pays civilisés, et l'égalité civile, établie depuis un demi-siècle chez quelques na-tions, est à la veille de triompher chez toutes les autres. L'égalité civile est inséparable de la liberté civile, de la liberté religieuse, de l'égalité dans la famille.

En même temps que l'idée de la justice fait triompher peu à peu tous les droits, le sentiment de l'humanité adoucit toutes les peines. Grâce au ciel, les monstrueux supplices qui déshonorent les temps passés et qui ont pour effet de pervertir les hommes, plus encore que de les corriger, sont également proscrits par nos lois et par nos mœurs.

Le christianisme, tout en restant fidèle à ses dogmes immuables, obéit aussi à la loi du progrès, grâce aux travaux incessants de l'Église, qui le répand, le déve-loppe, ramène la philosophie dans les voies psycholo-giques dont elle s'est plusieurs fois écartée, défend la dignité de l'homme contre ses erreurs, protége et soutient la morale, donne le précepte et l'exemple de tous les devoirs, enfante les dévouements les plus sublimes, les rend plus faciles, en en fournissant les modèles, en nous montrant les récompenses que nous trouvons en nous-mêmes, dans la reconnaissance, le respect, l'amour de ceux qui nous environnent; en nous assurant enfin cette couronne plus durable et plus éclatante que nous rece-

vrons un jour, suivant nos mérites, et qui sera le prix
de nos sacrifices et de nos vertus. (Voir Franck, Dict.
des scienc. philos., art. progrès.) Nous lui avons em-
prunté presque entièrement ce tableau des richesses modernes.

Ces arguments en faveur de notre avenir semblent
irrésistibles. Cependant ceux qui doutent de la certitude
de nos progrès futurs ne manquent pas de leur opposer de
nombreuses objections dont nous devons tenir compte,
et que nous allons résumer. Nous avons devant nous de
redoutables adversaires; nous n'imiterons pas ceux qui
se plaisent à nier ou à ne pas apercevoir des difficultés
quand ils craignent de ne pouvoir en triompher.

1° Vous célébrez, disent-ils, les progrès obtenus
depuis deux ou trois siècles; mais ne sont-ils pas acci-
dentels? Les sources d'où ils émanent ont-elles une fécon-
dité indéfinie et ne sont-elles pas prêtes à se tarir? Ainsi
les médecins fondaient les plus grandes espérances sur
l'anatomie descriptive; elle est à peu près épuisée; et
nous a-t-elle donné tout ce que vous croyiez pouvoir lui
demander? Après elle sont venues l'anatomie générale,
l'anatomie pathologique, l'anatomie comparée, l'em-
bryologie, l'hystologie, des théories philosophiques plus
ou moins arbitraires, plus ou moins contestées; ont-elles
répandu de grandes lumières sur tous les mystères
qu'elles devaient nous révéler? La physiologie s'est
agrandie à son tour; elle a occupé la scène du monde
scientifique. Armée du microscope, de l'analyse chimique,
des instruments délicats que la physique lui a fournis;
appuyée sur l'expérimentation, sur ces vivisections
savantes qui ont mis en évidence l'habileté souvent
subtile des hommes les plus éminents, elle a donné

naissance à des discussions tumultueuses, à une foule d'opinions contradictoires, à des romans ingénieux où les systèmes les plus opposés ont été tour à tour incontestablement établis et incontestablement renversés, et où l'homme, descendant du rang élevé que lui a assigné le Créateur, s'est vu réduit au rôle d'une machine à vapeur, ou d'une pile voltaïque, et a reconnu qu'il n'était qu'un simple mammifère légèrement perfectionné. Ces grandes études ont-elles ajouté au progrès, comme on devait l'espérer? Nous connaissons beaucoup mieux, anatomiquement, les lésions organiques qui nous détruisent; nous décrivons avec une exactitude minutieuse les altérations que nous présenteront les corps des malades que nous ne pouvons pas sauver; nous raconterons à l'avance les détails de leurs autopsies; mais prévenons-nous beaucoup mieux les maux qui les menacent, pouvons-nous mieux les guérir quand ils sont arrivés? L'inexorable statistique, cette *ultima ratio medicorum*, si complaisante dans les mains habiles à grouper les chiffres et à les interpréter, est là pour répondre, et nous tremblons quand nous venons l'interroger. Très-forts pour traiter les maladies, nous le sommes bien moins pour traiter les malades. Les sciences accessoires, celles qui entourent la thérapeutique et la clinique, ont marché prodigieusement; mais la médecine elle-même a-t-elle suivi cette grande impulsion? N'y a-t-il pas là quelque vice caché qu'il faudrait découvrir; et ne nous éloignons-nous pas du but principal, en nous perdant au milieu de sinueux détours?

Les mêmes remarques ne s'appliquent-elles point aux autres sciences? Prenons-nous le chemin le plus court et le plus sûr?

2° Notre progrès est-il bien grand, est-il universel?
quelle est sa nature? Les sciences psychologiques, morales, métaphysiques, la logique, la méthode, n'ont-
elles pas rétrogradé? ne sont-elles pas négligées par la
plupart d'entre-nous? ne payons-nous pas le dédain
avec lequel elles sont accueillies, par l'affaiblissement
continu de notre puissance intellectuelle, et n'est-ce
point la cause de notre décadence? Ne cessons-nous pas
d'être savants parce que nous devenons tous industriels?
Le progrès est triple; il consiste dans la découverte des
grands principes, dans leur vulgarisation, dans leur
application. Les deux derniers points absorbent notre
activité; il nous en reste peu pour le premier. Le
XVIIe siècle a fondé l'astronomie et la physique; nous
nous traînons sur ses traces; nous enseignons ce qu'il
a trouvé; nous en portons dans les arts les consé-
quences pratiques; mais nous ouvrons à peine quelques
routes nouvelles. La vapeur, l'électricité, les grands
instruments d'optique étaient dans les livres ou dans
les cabinets des savants; nous les avons transportés
dans nos manufactures; nous les avons mis dans toutes
les mains; nous les avons perfectionnés; mais leur avons-
nous beaucoup ajouté?

Les sciences physiques, dont nous sommes si fiers,
restent impuissantes dès qu'elles attaquent les problèmes
difficiles de l'optique, de l'acoustique, de l'électricité
ordinaire; on ignore les circonstances qui décident du
timbre des instruments musicaux; l'artiste cherche en
tâtonnant à les rendre justes et sonores; on ne lui donne
pas de règle précise pour le guider dans ses essais.
Nous ignorons les secrets de la puissance de l'appareil
vocal des hommes et des animaux; nous n'en obtenons

que des imitations compliquées et imparfaites. Quand elles s'occupent des êtres organisés, ces sciences balbutient toujours, et ne peuvent pas sortir des voies étroites où elles restent engagées.

La chimie organique, malgré de prodigieux efforts, aperçoit à peine l'instant où elle pourra se constituer; elle trouve partout ses éléments éternels, l'oxygène, l'hydrogène, le carbone, l'azote, dont les combinaisons multipliées constituent toutes les substances vivantes; mais elle ne saisit pas les liens qui les enchaînent, les circonstances délicates qui produisent leur inépuisable variété. Pourquoi la fibrine du sang unie à un peu plus d'oxygène entretient-elle la nutrition et excite-t-elle la vie? Comment la fibrine musculaire est-elle douée de contractions si puissantes? Pourquoi les principes gras et légèrement phosphorés qui composent le cerveau, la moelle spinale et les nerfs, deviennent-ils les excitateurs du mouvement, les organes matériels du sentiment et de la pensée? La chimie ne peut pas aider la physiologie à aborder ces régions mystérieuses; elle s'arrête même ou elle nous égare lorsqu'elle pénètre profondément dans ce domaine qu'on appelle chimie vivante, depuis notre ingénieux Bordeu, qui avait compris qu'il appartient moins directement au chimiste qu'au médecin.

La chimie inorganique elle-même analyse et détruit, mais elle est peu habile pour reconstituer. Elle fait du carbone avec le diamant; elle ne fait pas du diamant avec du charbon; ses eaux minérales artificielles imitent nos eaux naturelles et ne les remplacent pas. Les analyses qu'elle nous donne de ces dernières, si savantes et si divergentes, détruisent souvent ce qui s'y trouve, y créent de toutes pièces ce qui ne s'y trouve pas, et deviennent un supplice pour le praticien, qui cherche à concilier les résultats directs de la clinique, avec les prévisions de la chimie, que l'observation ne réalise pas.

Que dirons-nous de la météorologie, de la zoologie, des diverses branches des sciences naturelles? Nous étudions les mœurs des plus simples reptiles, des plus humbles insectes, et nous négligeons les lois qui dirigent notre pensée, les lois providentielles qui conduisent le monde, et que le monde ne connait pas. La plupart des ces mystères, nous pouvons les pénétrer ; il y a une route, une méthode qui y conduit ; nous ne la voyons point parce qu'elle est étroite. Revenons aux grands principes de la méthodologie ; cette route y est implicitement contenue.

3o Nos progrès sont-ils en rapport avec nos travaux? Au temps de Périclès, l'intelligence humaine était presque concentrée dans un petit coin de la terre habité et fécondé par les Grecs ; la petite ville d'Athènes en était devenue le centre. Dans une période de cent ans, nous voyons les sciences et les arts naître tous à la fois, et arriver à une grandeur, à une perfection qui nous étonne et qui nous sert encore de modèle : aujourd'hui l'Europe entière est peuplée d'Académies qui font usage d'instruments admirables ; qui disposent de vastes bibliothèques; qui déploient toutes les ressources de l'observation la plus délicate, de ce calcul infinitésimal si précis dans ses résultats : chaque découverte reçoit des récompenses ; nous avons autour de nous tout ce qui peut stimuler et soutenir notre ardeur ; le nouveau monde joint ses efforts à nos efforts ; tous les hommes cherchent dans tous les sens et partout : ce que l'on trouve offre-t-il quelque proportion avec le nombre des investigateurs et l'étendue de

teurs travaux? Y a-t-il un affaiblissement réel dans nos intelligences? y a-t-il plutôt quelque vice caché dans les méthodes que nous suivons pour atteindre la vérité? Ce vice existe; nous serons étonnés un jour de ne l'avoir point aperçu.

4º Vous espérez faire de grands progrès dans les sciences et la civilisation, vous croyez apercevoir un grand siècle à l'horizon; vous reproduisez ainsi une chimère dont toutes les époques se sont bercées et qui leur a presque toujours échappé! Quels sont les motifs de cette confiance? Avez-vous des conditions nouvelles qui la confirment? Savez-vous seulement ce que c'est que le progrès? Vous avez à peine sur ce sujet quelques théories incomplètes, plus ingénieuses que solides, qui ne reposent ni sur la raison, ni sur l'observation. Quel est celui d'entre vous qui s'en est occupé sérieusement? Nous vivons sans cesse au milieu de préjugés de tout genre que nous n'osons pas regarder en face, parce qu'ils flattent nos passions les plus chères, notre paresse et notre orgueil. Si quelqu'un avait le courage de nous dire nos vérités, nous lui répondrions avec le sourire du dédain, ou nous l'écraserions sous le poids de notre indignation. Nous fermerions les yeux à une lumière qui nous blesse, parce que nous préférons un demi-jour qui nous caresse sans nous fatiguer, et ces demi-ténèbres où notre imagination se plaît à contempler de gracieux fantômes. L'homme, dites-vous, aime la vérité: l'homme en général, c'est possible; mais l'homme en particulier poursuit et défend toutes les erreurs qui lui paraissent utiles ou agréables. Chaque époque, chaque nation, chaque classe de la société a les siennes; elle ne veut point se les laisser arracher. Elle supporte un instant un petit trait satirique qui l'amuse, une page éloquente qui la touche ; mais pressez-la vivement, mettez à nu les plaies profondes qui la rongent ; le lion se réveille, et malheur au téméraire qui a osé troubler son repos !

Il est difficile de trouver la vérité ; car nous sommes nés, nous vivons sans cesse au milieu des illusions qui nous assiégent, et nous ne les apercevons pas ; il est plus difficile encore de la dire : comment parvenir à la faire accepter ? On aime beaucoup à se mentir à soi-même ; on ne croit pas à celui qui nous montre nos erreurs, et, si l'on y croit, on ne lui pardonne point de nous avoir convaincus ! Plaignez celui qui a le malheur d'avoir trop raison !

Pour assurer le progrès, il faut en déterminer le but dans toutes les sciences ; il faut en connaître la route, fixer les moyens qui y conduisent, signaler les obstacles qui s'y rencontrent, fournir des procédés pour les tourner ou pour les vaincre ; il faut enfin saisir les lois générales du progrès pour chaque homme, chaque nation, chaque époque ; pour l'humanité entière : ces lois existent, mais nous ne les connaissons point, parce que nous ne les étudions pas avec calme, avec persévérance, sans préoccupation des résultats que nous pourrons obtenir.

Ici se présentent les questions les plus hautes que nous n'avons pas abordées franchement : Qu'est-ce que l'art ? Qu'est-ce que la science ? Quel est le rapport des sciences entre elles ? quelles sont leurs véritables fonctions ? Jusqu'à quelle hauteur peut s'élever l'homme ? quelles sont les limites qu'il ne saurait franchir ? Qu'est-ce que la vérité ? comment la trouver ? comment la reconnaître quand on l'a rencontrée ? comment s'y maintenir quand on l'a reconnue ? comment en retirer tous les fruits qu'elle peut nous donner ? Passons sous silence la plupart de ces problèmes; occupons-nous seulement du premier et du plus simple de tous.

Essayons de classer les sciences ; d'en déterminer la valeur respective; de mettre entre elles cette harmonie sans laquelle on les voit se heurter, et perdre dans de tristes questions de prééminence, un temps et des efforts qu'elles devraient consacrer à leur avancement et au bonheur de l'humanité; nous sommes arrêtés dès les premiers pas.

Venez à moi, nous disent les sciences physiques ; qui nous contestera le premier rang? Fondées sur l'observation des faits matériels et palpables, nous avons seules des bases certaines: nous sommes les mères de la science et de l'industrie ; nous vous livrons tous les trésors de la terre et des cieux ; nous préparons les merveilles de l'âge d'or. Avant nous, la terre était vide et déserte; nous sommes le Monde moderne, le véritable instrument de la civilisation. Avec nous, vous aurez la science et le bonheur.

Quelle erreur profonde, répond aussitôt la philosophie: que seraient sans nous les sciences physiques, ces faibles nourrissons que nous avons formés et élevés ; qui sans nous n'auraient point pris naissance; qui périraient si nous les abandonnions un instant? Nous leur avons appris, nous leur apprenons tous les jours à observer, à raisonner, à analyser les idées: à classer les objets, à en saisir les éléments et à les combiner dans l'ordre même où les a placés la nature. Que sont les faits sans l'esprit qui les coordonne, sans le jugement qui donne à chacun sa véritable valeur? Le premier des instruments c'est l'intelligence, qui seule crée tous les autres, et qu'aucun instrument ne saurait remplacer. Cet instrument, c'est nous

qui le polissons, qui le développons, qui montrons les
trésors innombrables qu'il renferme et qui ne sont pas encore bien connus. Nous avons créé la logique qu'on insulte
tous les jours par de faux raisonnements, parce qu'on l'a
oubliée; la méthode qui vous guiderait dans vos recherches,
et qui vous empêcherait de vous égarer dans des chemins
sans issue, comme vous le faites à chaque instant, parce
que vous en négligez les règles fondamentales. Nous vous
enseignons les premiers principes de la science en général,
et de toute science en particulier, sans lesquels on se livre
aux plus étranges erreurs. Sans eux, la science disparaît,
un art vulgaire prend sa place, et est bientôt détrôné par
une aveugle routine. La philosophie seule est l'âme de la
physique comme de toutes les connaissances humaines;
elle ouvre la marche, elle la dirige, elle est la base et le
couronnement de l'édifice. Ouvrez les annales de l'histoire; consultez l'expérience que vous faussez parce que
vous le faites sans philosophie; voyez ce qui nous reste
de cette raison dont la vigueur s'affaiblit chaque jour, et
assurez-vous enfin de la vérité que nous proclamons.

Tout progrès solide est né de la philosophie. Socrate,
Hippocrate, Platon, Aristote ont jeté les fondements de
toutes les sciences dans l'antiquité; ils l'ont fait avec la
philosophie. C'est elle, ce sont eux qui ont illuminé
Périclès et son siècle, qui ont répandu tant d'éclat sur la
Grèce, sur Athènes, sur Alexandrie, sur les Ptolémée:
c'est par elle qu'a brillé le siècle de Cicéron et d'Auguste.
Unie au christianisme, elle a communiqué au IVe siècle
ce vif éclat qui a soutenu un instant les époques barbares,
pendant lesquelles l'humanité, presque déshéritée en
science et en philosophie, a semblé prête à se perdre dans
une nuit éternelle. Recueillie par les Arabes, elle a donné

une vie nouvelle à l'islamisme même, qui ne paraissait
devoir nourrir que l'erreur. Au XIIIe siècle, la philosophie
se réveille avec une vigueur nouvelle, et son souffle
puissant rallume toutes les clartés. L'horizon s'éclaire de
splendeurs inconnues. L'humanité paraît reculer un
instant pendant le XIVe siècle; mais l'Orient se dépouille
en faveur de l'Occident, et lui rapporte des richesses
philosophiques et scientifiques presque enfouies pendant
onze cents ans. Alors la philosophie est partout, et partout elle laisse des traces profondes, de féconds sillons
où elle dépose le germe de ses abondantes moissons.
Chaque siècle est un progrès; chaque progrès reçoit un
nom que la postérité consacre et qu'elle n'oubliera jamais.
C'est la renaissance des lettres et des arts pour le XVe et
le XVIe siècles; la rénovation des sciences pour le XVIIe;
la création des sciences sociales et les réformes qui l'ac-
compagnent pour le XVIIIe. Où sont les chefs de ces réno-
vations immenses qui ont transformé le monde et ouvert
à l'humanité ces horizons sans bornes, ces perspectives
infinies où l'œil se perd et qu'il ne peut contempler sans
admiration et presque sans effroi? Les grands poëtes, les
artistes, les savants, les grands législateurs, les grands
princes eux-mêmes puisent dans une source commune,
et sentent en eux cette sève philosophique qui inspire
leur enthousiasme et qui sait en régler les écarts. On voit
apparaître cette pléiade de grands esprits dont les noms
remplissent l'histoire pendant le siècle des Médicis, et
dont les travaux philosophiques ont été mis en relief par
les études des historiens de nos jours. Bientôt après,
nous contemplons les beaux génies qui ont illustré le
XVIe et le XVIIe siècles; les créateurs des sciences physiques; les hommes qui représentent avec tant d'éclat le

génie moderne et sa puissance vivifiante. Demandez-leur où ils ont puisé leurs inspirations? ils vous diront tous d'une voix unanime qu'ils doivent leurs succès à la philosophie dont ils nous livreront les secrets. Si le XVIIIe siècle a imprimé au monde une secousse violente dont les frémissements retentissent encore jusqu'à nous ; si l'Allemagne est rentrée dans une ère nouvelle ; si la science, la littérature et les arts y ont revêtu des formes inusitées jusque-là, c'est que la philosophie a poursuivi sa marche ; c'est que Leibnitz et le Grand Frédéric ont transporté, dans une nation ingénieuse et persévérante, ces idées progressives que la France leur avait enseignées. Si le XVIIIe siècle n'a point accompli toute sa mission, c'est que sa philosophie, descendue de la hauteur où elle s'était placée au XVIIe siècle, avait perdu une partie de sa force, et qu'elle a dévié du but qu'elle aurait pu atteindre si elle ne l'avait pas méconnu.

La philosophie est donc de droit la reine des sciences. Ceux qui le contestent ne la connaissent pas, et prennent pour la philosophie vraie, de fausses philosophies qui usurpent son nom et sa place. Elle embrasse la philosophie générale ; celle de la nature, de la législation, de l'humanité, du progrès : partout elle s'élève jusqu'aux lois immuables qui régissent le monde et notre pensée même. Sans elle, la physique ne serait pas et cesserait bientôt d'être une science, car elle manquerait du lien qui en enchaîne les parties. La physique s'arrête au monde sensible dont elle n'aperçoit pas les limites qu'elle ne saurait toucher ; la philosophie, plus hardie et plus assurée, les dépasse, et pénètre dans le monde intelligible, dans le monde des idées, des esprits, véritable patrimoine de l'homme. Elle contemple, dans son principe même, le vrai, le beau, le bien, c'est-à-dire la source de la science, de la morale, de la poésie ; ce qui fait notre force, notre gloire, notre grandeur. Elle saisit Dieu, l'homme, le monde dans les rapports qui les enchaînent, et aperçoit dans son unité synthétique, la triple science de l'homme, de la nature, de la divinité, c'est-à-dire la science tout entière. Au-dessus de la physique plane une science plus élevée, la métaphysique, qui voit ses doctrines de plus haut, lui trace sa marche, et lui indique le cadre dont elle doit remplir les détails. C'est un fait que beaucoup de physiciens modernes ont trop oublié. Enfermés dans un cercle étroit, ils perdent de vue l'ensemble, et ne donnent pas à des lois partielles l'étendue légitime qui en centuplerait le prix. Ils connaissent mal l'art de généraliser les faits particuliers ; ils exagèrent l'importance d'un fait secondaire, et passent sur un fait du premier ordre sans en apercevoir la grandeur.

Consultez à la fois la raison, l'autorité, l'expérience, l'histoire, dit à son tour la médecine, et vous verrez bientôt ce que je suis, ou du moins ce que je dois être. La connaissance profonde, exacte, complète de l'homme est la base de toute science, de toute société ; le premier de tous les problèmes, celui qui renferme tous les autres, est contenu dans ce dogme fondamental posé dès les temps les plus anciens, γνῶτι σέαυτόν, connais-toi toi-même : c'est en partant de ce centre commun que nous nous élevons par une voie sûre à la connaissance de Dieu et de l'univers. Plus que toutes les autres sciences, la médecine possède les éléments nécessaires pour la solution de cette question radicale. La philosophie étudie l'homme en général sous un point de vue abstrait, étroit, hypothétique ;

elle sépare le moral et le physique sans saisir le lien qui les unit : ses analyses ingénieuses, mais incomplètes, la conduisent à des synthèses imparfaites ; elle nous donne, au gré de son imagination, des fantômes, des images vagues et vaporeuses qui ressemblent plus ou moins à l'homme véritable ; mais celui-ci lui échappe toujours dans sa vivante et absolue réalité. La médecine, au contraire, étudie les hommes même ; partout où elle les rencontre, elle les poursuit et les analyse dans leurs fonctions les plus humbles, comme dans leurs actes les plus élevés; elle montre les modifications que lui font subir l'âge, le sexe, le climat, les institutions; elle développe les lois et le mécanisme de ses transformations successives, et met en relief l'unité humaine au milieu de la diversité des hommes.

Demandez-lui par quelles dégradations progressives l'Orient, berceau de l'humanité, de la science, de la civilisation, a perdu son empire, et ses droits à la domination qu'il a si long-temps exercée ; pourquoi des nations puissantes sont passées de cet état florissant à une barbarie plus ou moins complète, ou sont tombées même à cet état sauvage qui les dégrade, et qui ferait douter presque de leur nature primitive; pourquoi des peuples, ignorés pendant un grand nombre de siècles, ont occupé tout d'un coup la scène du monde, ont renouvelé la sève humaine qui semblait prête à se tarir, et ont étonné l'univers par des progrès et des merveilles qui ont dépassé toutes nos espérances ? Elle vous livrera le secret de ces admirables évolutions, et vous apprendra, par des préceptes pratiques, comment l'homme tombe, comment il s'élève; ce qui cause inévitablement sa décadence, et ce qui assure sa grandeur. Au-dessus de la lumière médicale, il n'y en a qu'une seule : c'est celle que Dieu lui-même a répandue sur nous par sa sublime parole. Ces deux lumières se prêtent un mutuel appui, parce que, dans le fond, la vérité est une ; la diversité absolue n'appartient qu'à l'erreur (1).

Aussi tous les grands théologiens, tous les grands philosophes anciens et modernes, Hippocrate, Platon, Aristote, Cicéron, les Pères de l'Église, les Arabes, les scholastiques du premier ordre, les écrivains marquants de la renaissance, les législateurs de la science au XVIIe et au XVIIIe siècles, Bacon, Descartes, Leibnitz, Bossuet, Montesquieu, etc., ont-ils déclaré, d'une voix unanime, que la médecine devait, parmi les connaissances humaines, occuper le premier rang ; qu'elle devait, plus que toute autre, servir de base au progrès continu, et assurer le perfectionnement et l'avenir de l'humanité.

Ces prévisions infaillibles trouvent, dans de consciencieuses études historiques, des preuves nombreuses et irrécusables, qui leur donnent la plus éclatante confirmation.

____

(1) Sous des diversités manifestes dont il importe de tenir compte, se cache l'unité d'ensemble, qui coordonne tout vers un même but : *consensus unus, conspiratio una*. Le secret, le mécanisme, l'essence de cette unité nous échappent ; ils sont connus de Dieu seul ; mais nous saisissons par fragments, et de plus en plus, les lois qui l'établissent et la constituent ; nous les saisissons au moyen de ces facultés puissantes, de ces lumières émanées de l'Être-Suprême, qui sont en nous, qui vivent avec nous, qui forment notre caractère distinctif et divin, et que nous ne connaissons point assez parce que nous ne les avons pas suffisamment étudiées. « L'homme est un roseau fragile, mais c'est un roseau qui pense ; l'univers peut l'anéantir, mais il connaît lui-même et l'univers, et l'univers ne se connaît pas » (Pascal, Pensées).

Partout la véritable philosophie, la science positive en tout genre, a été fondée, agrandie, maintenue par des médecins dignes de ce nom. La philosophie inductive appartient à Hippocrate plus encore qu'à Platon et à Aristote qui lui ont fait de nombreux emprunts (V. le Phèdre de Platon, la Politique d'Aristote; Galien, *De placitis Hippocratis et Platonis, etc.*): les médecins arabes et juifs ont été les principaux conservateurs de la science antique; ils ont cultivé avec succès la physique et l'histoire naturelle, et ont créé la chimie à laquelle Van-Helmont, Stahl et beaucoup d'autres ont communiqué successivement une puissante impulsion. Depuis le XIIIe siècle jusqu'à nos jours, on retrouve partout des médecins et leur salutaire influence: leurs noms sont inscrits au premier rang parmi ceux des hommes qui ont le plus énergiquement contribué aux progrès les plus solides dans les lettres, les sciences, les arts, la civilisation.

Ceux qui, parlant toujours de l'incertitude de la médecine, contestent les services qu'elle a rendus, et ne comprennent pas les bienfaits plus grands encore qu'on a le droit d'en attendre, ne connaissent ni sa nature, ni son caractère, ni ses dogmes, ni son histoire; ils confondent avec elle les bruyants systèmes qui trop souvent ont usurpé sa place, et donnent le nom de médecins à d'aveugles empiriques, ou à des esprits aventureux, qui substituent les rêves d'une imagination fougueuse, aux résultats positifs de l'observation et de la raison. Hippocrate distingue les vrais médecins de ceux qui n'en ont que le masque: si Rousseau s'était pénétré de cette pensée, il n'aurait pas dit, « que la médecine vienne sans les médecins, » mais qu'elle vienne seulement avec ceux qui méritent ce titre : c'est dans leur pratique et dans leurs écrits qu'il faut la juger. Ainsi que la philosophie, cet art a de nombreux sophistes ; mais, pour être juste à son égard, on doit la voir dans les beaux génies qui la représentent, comme on étudie la peinture dans les Rubens et les Raphaël.

Je ne conteste point les avantages des sciences physiques, de la philosophie, de la médecine, répond aussitôt l'histoire, et cependant j'affirme qu'elles ne peuvent me disputer la prééminence. Je puis réclamer pour moi-même tous les arguments que les autres sciences invoquent en leur faveur : ils puisent dans le caractère qui me distingue une force nouvelle et irrésistible. Plus que toute autre, je fais connaître l'univers, l'homme et Dieu, en montrant l'enchaînement successif des œuvres qu'ils accomplissent, et les liens intimes qui les unissent dans un ordre aussi profond que mystérieux. Fouillant dans les profondeurs de la terre, m'élevant jusque dans les cieux, perçant la nuit des temps, et dissipant les ténèbres qui les environnent, je m'empare des monuments qui restent; je restaure ceux dont on trouve à peine quelques traces; je rétablis ceux dont les derniers vestiges semblent avoir disparu; je démêle la vérité au milieu des fables qui l'obscurcissent ou qui la dénaturent; je montre ce qui existait avant que le monde ne fût créé; je signale l'instant où apparut notre terre, celui où l'homme vint l'habiter, et les changements successifs qui se sont opérés sous sa main puissante : je détermine enfin ces lois providentielles qui dominent tout, et j'aperçois Dieu lui-même dirigeant l'évolution des sciences et de l'humanité, avec sa justice éternelle et son inépuisable miséricorde. Je répands de toutes parts une vive lumière qui éclaire le présent par le passé, et je sonde les profondeurs de l'avenir. Je vois les changements qu'ont subis ces lois passagères que nous appelons éternelles, parce que nous ne savons guère ce que veut dire le mot éternité ; je prophétise les transformations qu'elles subiront encore : enfin je démontre avec évidence à l'homme, ce qu'il a été, ce qu'il est, ce qu'il sera un jour quand les mondes actuels ne seront plus. C'est moi surtout qui lui donne les preuves irrécusables de son éternelle immortalité.

La théologie apparaît enfin pour couronner l'édifice. Appuyée sur la raison, sur les traditions, sur l'autorité des grands philosophes, sur le cri de la conscience humaine tout entière, sur l'histoire et les diverses sciences consciencieusement interprétées, en dehors des passions qui nous agitent et des doutes trompeurs qui nous assiégent, elle établit sur des preuves incontestables la divinité de son origine et la grandeur de sa mission : c'est elle qui a relevé le monde ancien de ses ruines, et qui a créé le monde moderne avec toutes ses splendeurs ; c'est elle qui l'arrache successivement à toutes les misères qui le dévorent encore, et qui fait sortir peu à peu, de l'homme ancien, l'homme nouveau, se relevant, et marchant d'un pas ferme vers ces mystérieuses splendeurs promises à l'humanité dès son origine, et qu'elle ne saurait manquer d'atteindre, lorsqu'elle aura parcouru ses dernières évolutions (1). La théologie a fondé et fondera de plus en plus le spiritualisme pratique, la reine des philosophies :

____

(1) « L'homme, dit De Maistre, d'après plusieurs médecins philosophes, appartient à la grande classe des êtres à métamorphose ; seulement la sienne est beaucoup plus profonde : un jour arrive où, semblable à l'insecte devenu papillon, il déploie ses ailes qu'il avait à peine aperçues, et s'élance sur elles vers le séjour de l'immortalité. » (De Maistre. Philosophie de Bacon, t. II, chap. des causes finales.)

celle qu'avait entrevue l'école socratique, et qu'elle substituait, comme le dit Cicéron (Académiques), à toutes les philosophies plébéiennes. C'est celle que le christianisme nous a enseignée dans toute sa grandeur. C'est elle qu'ont poursuivie tous les savants, tous les philosophes, tous les législateurs du premier ordre; c'est elle qui a présidé à toute véritable civilisation, à tout grand progrès scientifique; c'est elle enfin vers laquelle notre époque marche avec une force irrésistible, et qui s'établira, d'une manière définitive, sur les ruines du sensualisme et du panthéisme, qui s'écroulent de toutes parts, sous les pieds mêmes de leurs plus habiles défenseurs. (V. Bordeu, Fragments sur l'histoire de la médecine, chap. VI, p. 637; des médecins théologiens, chap. VII, pag 663: des médecins philosophes; puis, p. 1025 (1). V. aussi Sénac, Des rapports du christianisme avec les sciences et la civilisation: Siguier, Des grandeurs du christianisme, etc.)

Chaque science, comme on peut le voir, en examinant leurs prétentions réciproques, se déclare universelle et maîtresse; toutes veulent commander et dominer les autres; nulle ne consent à obéir, à occuper un rang subalterne. Elles ne cherchent point à se coordonner, à s'entr'aider dans une mesure légitime; à donner et à re-

---

(1) « L'étude de l'âme, les notions morales, métaphysiques, théologiques et révélées sur sa spiritualité, son influx dans les opérations animales et dans les effets des passions, nous ont servi de guide et de fondements en bien des points. » (Bordeu. Analyse médicale du sang, p. 1025. Ce grand médecin, comme Hippocrate, Stahl, Lorry, Laennec; comme Galilée, Képler, Newton, Descartes, Leibnitz, Boyle, Linnée, etc., appartient à la grande école spiritualiste qui se relève aujourd'hui de toutes parts. (V. T. H. Martin. Philosophie spiritualiste de la nature. 1849.

cevoir, selon leur importance, leur nature, le degré de perfection auquel elles sont arrivées. Chacune devrait poursuivre les vérités qui appartiennent à son domaine, avec les lumières et les procédés qui lui sont propres; elle devrait aussi éclairer certains points spéciaux des vérités générales qui leur sont communes, afin que leurs efforts réunis les missent tout entières dans tout leur jour : au lieu de cela, elles emploient leurs forces les plus vives à attaquer et à se combattre. Il n'en est point qui hésite à nier l'évidence des résultats les plus certains, quand ce n'est point par elle qu'ils ont été obtenus. L'orgueil et l'égoïsme les entraînent presque toujours, et ne leur permettent point de s'appuyer les unes sur les autres, afin de trouver, dans cette union même, les secours nécessaires et utiles pour résoudre les problèmes qu'elles sont appelées à traiter. Chacune s'enferme dans un cercle trop étroit, qu'elle n'essaie pas de franchir, ou n'en sort que pour tâcher d'imposer ses lois. Subdivisée en fractions de plus en plus nombreuses, de plus en plus indépendantes, la science humaine perd son unité dans une progression toujours croissante. Chaque branche de nos connaissances suit ce pernicieux exemple; la spécialité envahit tout, et perd les fruits précieux qu'elle pourrait donner : on doit désirer que les détails se multiplient, mais il ne faut pas qu'il ne reste plus de place pour les travaux d'ensemble, et d'harmonique coordination.

La philosophie s'isole, se sépare des faits, dédaigne les sciences physiques, et se perd dans les nuages. Suivant, depuis plus d'un siècle, une tendance vicieuse, la physique cherche en tâtonnant, dans l'ombre, ses matériaux et ses lois; se consume en efforts longs et imparfaits ; nie l'existence de tout ce qu'elle ne saurait voir ni toucher ; ne croit à rien de ce qui n'est pas matériel et sensible, et détruit, autant qu'elle le peut, les sciences religieuses, intellectuelles et morales, sans remarquer qu'elles sont le pivot de la science et de la société. La médecine oubliant trop qu'elle est la science de l'homme, se réduit aux étroites proportions d'un art professionnel, souvent routinier et mécanique ; ne songe guère aux nobles enseignements de ses maîtres ; ne se rappelle pas qu'elle a donné, qu'elle peut donner encore aux autres sciences plus qu'elle n'en a reçu, et va chercher un joug qu'elle ne devrait pas porter. On la voit se tourner tour à tour vers la physique ou la métaphysique, et mettre partout exclusivement, tantôt des esprits, tantôt de la matière qu'elle soumet aux lois d'une physique vulgaire. Ici elle spiritualise la vie, plus loin elle matérialise la pensée : elle confond les éléments divers qui forment l'homme, et ne comprend exactement ni leur nature, ni les rapports dynamiques qui résultent de leur union. Pour rentrer dans les voies de la vérité, et assurer son avenir, elle a besoin d'accroître les richesses modernes, et de les féconder, en se retrempant dans la vraie philosophie d'Hippocrate et de ses légitimes successeurs.

Pressée entre une physique exclusive et une métaphysique chancelante ou téméraire, la théologie se suffit à elle-même par la force de ses dogmes fondamentaux : elle s'est bornée depuis long-temps à les enseigner et à les répandre dans un cercle trop circonscrit, et ne s'est plus mêlée assez activement aux autres sciences, pour profiter des documents qu'elles lui fournissent et les éclairer à leur tour. Après avoir

exercé autrefois sur elles un souverain empire; après les
avoir dirigées pour les unir, prématurément peut-être,
dans un point de vue commun qu'on ne pouvait apercevoir d'une manière rigoureuse et suffisamment précise, elle s'est laissé déborder de tous côtés, et n'a pas
résisté au torrent qui entassait autour de lui des ruines :
voilà ce que les faits établissent ; plus tard nous en re-
chercherons les causes.

Enfin l'histoire, dont la philosophie est seulement
ébauchée, malgré de belles études contemporaines, n'a
pas complètement saisi l'étendue et l'importance de sa
mission. Chargée de rédiger les annales des sciences,
des peuples, de l'humanité; d'apprécier les hommes célèbres qui ont exercé une grande influence sur leurs destinées; elle ne s'attache pas à mettre suffisamment en
relief les faits vrais et saillants, les grandes lois qui les
régissent. C'est elle surtout qui devrait venir en aide à la
philosophie, dont elle formerait une des principales branches, pour montrer les liens qui unissent les sciences et
les nations, établir leurs droits et leurs devoirs réciproques, et poser les bases d'un code interscientifique,
aussi nécessaire que ce code international, dont se sont
occupés les fondateurs de l'économie politique.

Si chaque science exalte sa valeur propre, c'est qu'elle
se contemple dans un type idéal qui est loin d'être réalisé,
et qu'elle songe à ce qu'elle pourrait être, plutôt qu'à ce
qu'elle est aujourd'hui. Si elle conteste les services
rendus en dehors d'elle-même, c'est qu'elle ne connaît
pas assez l'histoire intime des autres sciences; qu'elle les
examine à la surface, sans pénétrer dans leur profondeur.

Voilà donc une première difficulté qui nous arrête,
disent les hommes qui traitent de chimériques les espé-

rances d'un grand progrès futur, d'un avenir plus heureux que nous croyons près de nous : ceci les dispense, ajoutent-ils, de développer les autres objections qu'ils ont déjà présentées.

Ces réflexions sont sérieuses : elles méritent un examen approfondi ; mais nous croyons qu'on peut leur opposer une réfutation victorieuse, en montrant que les esprits se disposent à suivre une direction plus heureuse, assez puissante pour vaincre les obstacles qui se sont dressés autour de nous. Nous esquisserons à grands traits cette œuvre difficile en jetant un coup d'œil rapide sur le génie du XIXe siècle 1.

1. La leçon qui précède est du 18 Novembre 1836.

(EXTRAIT DES ANNALES CLINIQUES DE MONTPELLIER.)

www.ingramcontent.com/pod-product-compliance
Ingram Content Group UK Ltd.
Pitfield, Milton Keynes, MK11 3LW, UK
UKHW031744170726
13836UKWH00002B/858